患者さまから教えていただいたこと

健康は歯と口から

井田　亮

推薦のことば

井田亮先生の『健康は歯と口から』の出版にあたって

全身を蝕むデンタルプラークの病原性は米国歯科医師会初代研究所長であるプライス博士が100年前から提唱してきた概念ですが、近年になってようやく一般にも広く知られるようになってきました。

デンタルプラークは歯や歯周組織を破壊するだけでなく、循環器、呼吸器、消化器の3方向に拡散し、脳を含むさまざまな臓器に機能障害をもたらします。井田亮先生は半世紀近くの長きにわたって開業医の立場からデンタルプラークと戦って来られた歴戦の勇士です。

西暦2000年からの20年間は、国立感染症研究所や鶴見大学歯学部において、私や私の同僚たちとともにデンタルプラークの新しい除去方法を開発し、実践して来られました。

このたび、井田亮先生は『健康は歯と口から―患者さまから教えていただいたこと』と題する著書を出版されることになりました。この本のなかで、井田先生が患者さまこそ最良の師であるという姿勢を貫かれていることは、誠に尊敬の念を禁じ得ません。この本が歯科医療の専門家だけでなく、デンタルプラークと戦っている患者さま自身のモチベーションの向上につながることを念じてやみません。

令和3年初春

鶴見大学歯学部探索歯学講座教授
花田　信弘

目次

今、歯周病は新たな国民病
セルフチェックと治療

はじめに

世界でもトップクラスの長寿国日本は人生「80年」いや「100年」時代になりつつあります。歯の寿命は「8020運動」（80歳になっても自分の歯を20本以上）で多くの人がこの目標を達成してきています。その一方、日本に限らずどこの国でも70歳を境に歯の数が少なくなる傾向がみられており、この問題は大変です。また口（歯）の健康が全身の健康と大きく関わっていることが注目されている昨今、歯と身体の健康について多くの研究が発表されています。すべての人がしっかりとした口腔衛生管理を行い、人生100年時代に向けた取り組みが必要であると考えます。

近年はインターネットや出版物などで歯に関する多くの情報が出ています。前回『は・歯・ハの話』を2013年に出版しましたが、その後も地元滋賀報知新聞に毎年6月と11月に口と歯に関するコラムを連載してきました。

私は今年で臨床歴50年を迎えますが、私より長く臨床例を記録している先生方から教えていただいた事、また私が患者さんとの診療を通して、また長いおつきあいの記録を通じて教えて頂いた事が多くあります。

それらからわかった事は患者さんと歯科医が協同で取り組む「患医協同作戦」が何よりも必要であると痛感しています。主役は患者さん、そして歯科医はサポート役として歯と口の健康を守っていきたいものです。

今一度知っておきたい歯の構造

歯は、歯槽骨《しそうこつ》に埋まっています。歯槽骨と歯根の間には歯根膜《しこんまく》があり、噛む力などを受け伝えるクッションの役目をしています。歯根は歯槽骨の中に入っている部分をいいます。

歯根の根元には、根尖孔《こんせんこう》という小さな穴があいていて、その穴から神経と血管が出ていて、全身とつながっています。歯肉（歯ぐき）にある神経や血管も根尖孔付近でつながっています。歯髄には、神経と血管が入っていますが、歯に栄養を送るだけでなく、細菌などに対する免疫機能があり、また、象牙質を作り出しています。

歯と歯肉の境目は、歯肉溝《しにくこう》というミゾがあり、ここに歯周病菌がすみつくのです。むし歯菌はエナメル質だけでなく、歯肉が下がってくると象牙質にもつきます。

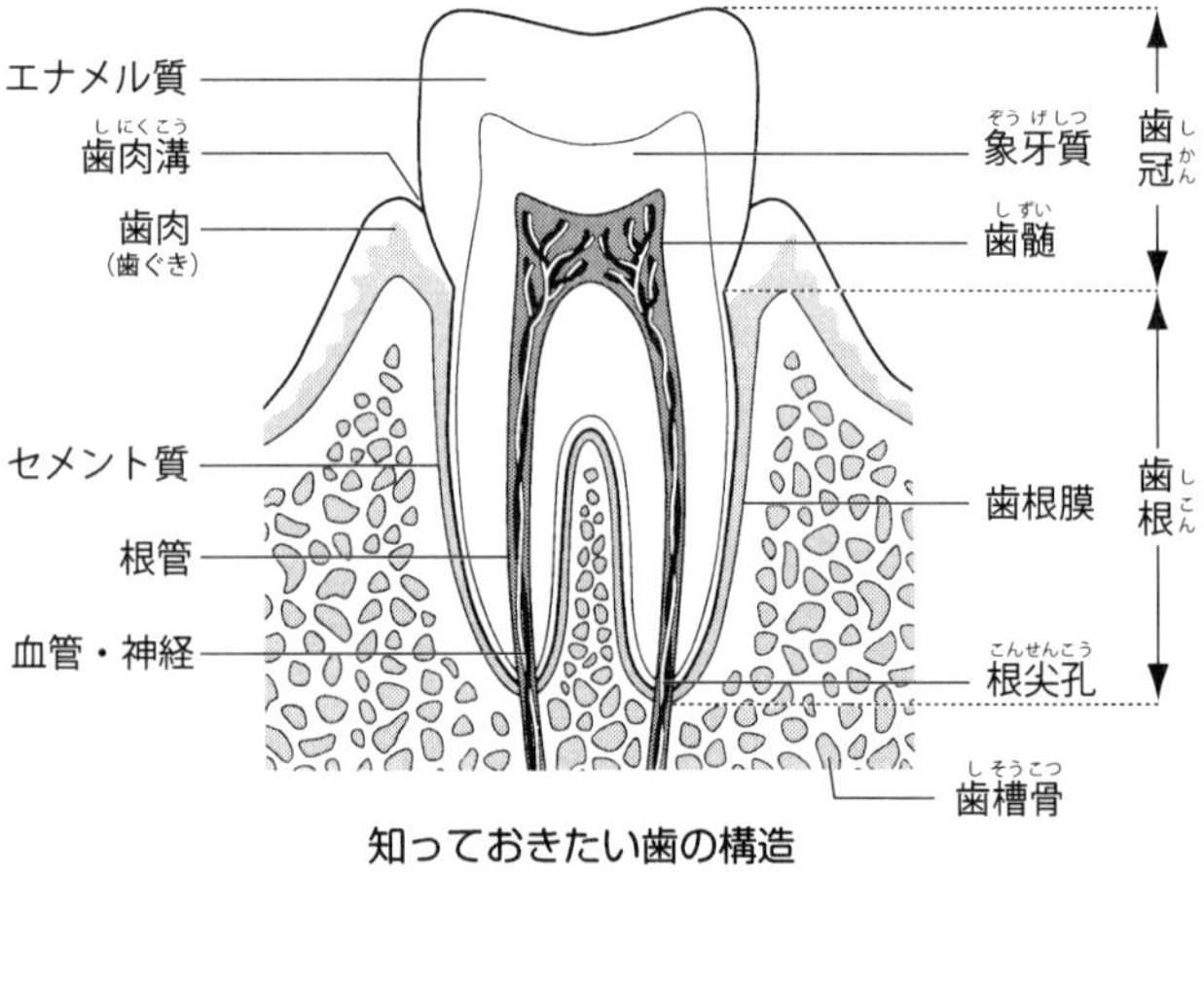
エナメル質
歯肉溝《しにくこう》
歯肉
（歯ぐき）
セメント質
根管
血管・神経
象牙質《ぞうげしつ》
歯髄《しずい》
歯根膜
根尖孔《こんせんこう》
歯槽骨《しそうこつ》
歯冠《しかん》
歯根《しこん》
知っておきたい歯の構造

口が全身の健康に与える影響

平成27年の平均寿命調査によると、滋賀県の男性の平均寿命は81・78年で全国1位、女性は87・54年で全国4位です。また介護を受けたり寝たきりになったりせず日常生活を送れる期間を示す健康寿命については平成28年の調査で男性は80・39年で全国2位、女性は84・44年で全国3位と共に日本上位に位置しており、健康づくりに成功している県です。

健康の決定要因として、日本では「健康日本21」で示した健康増進の基本的要素（栄養、食生活、身体活動、運動、休養、飲酒、喫煙、そして歯・口の健康）です。

その一つである歯・口の健康について考えてみましょう。歯の2大疾患とは「う蝕《しょく》（むし歯）」と「歯周病」ですが、どちらも進行すれば、多くの場合歯を失うことになります。

歯を一定ライン失うと、咀嚼《そしゃく》（噛む力）機能が低下します。「８０２０運動」とは80才になっても20本以上自分の歯を保とうという運動です。自分の歯が20本を下回ると食品を噛むのが不自由になります。そこでやわらかい食品への選択行動に変化し、生活習慣病やその要因ともいわれるメタボリックシンドロームを招いたり、栄養の偏りや低栄養を招きます。

特に低栄養の状態が長く続くと、筋肉量の維持に必要なタンパク質などの摂取が不十分になり、筋力の低下、運動能力の低下を招き、身体的自立が損なわれる要因として非常に危惧されています。さらに咀嚼機能が、視覚や聴覚、脳機能（認知症等）にも影響を与えるとされています。

そこで咀嚼機能を支える歯を維持すること、すなわち自分の歯を大切にすることが全身の健康を維持する要因のひとつなのです。

我が国は、「人生１００年時代」と言われるように超高齢化社会へ進んでいます。適切な歯科治療（予防）と一人ひとりの歯と口を大切にする行動が健康寿命の延伸につながるのです。

口の中には約700種、約100億個の細菌が棲みついています。口の中が不衛生だとむし歯菌(ミュータンス菌など)や歯周病菌(P・g菌など)が歯の表面にくっつき、ちょうど水道管のヌメリのようなもの(バイオフィルム)をつくりどんどん増えていきます。

そこで口の中のむし歯菌や歯周病菌を取り除く事、口の中を清潔にする事が必要です。口の中を清潔に保つこと、それは全身疾患への最大の防御とも考えられています。

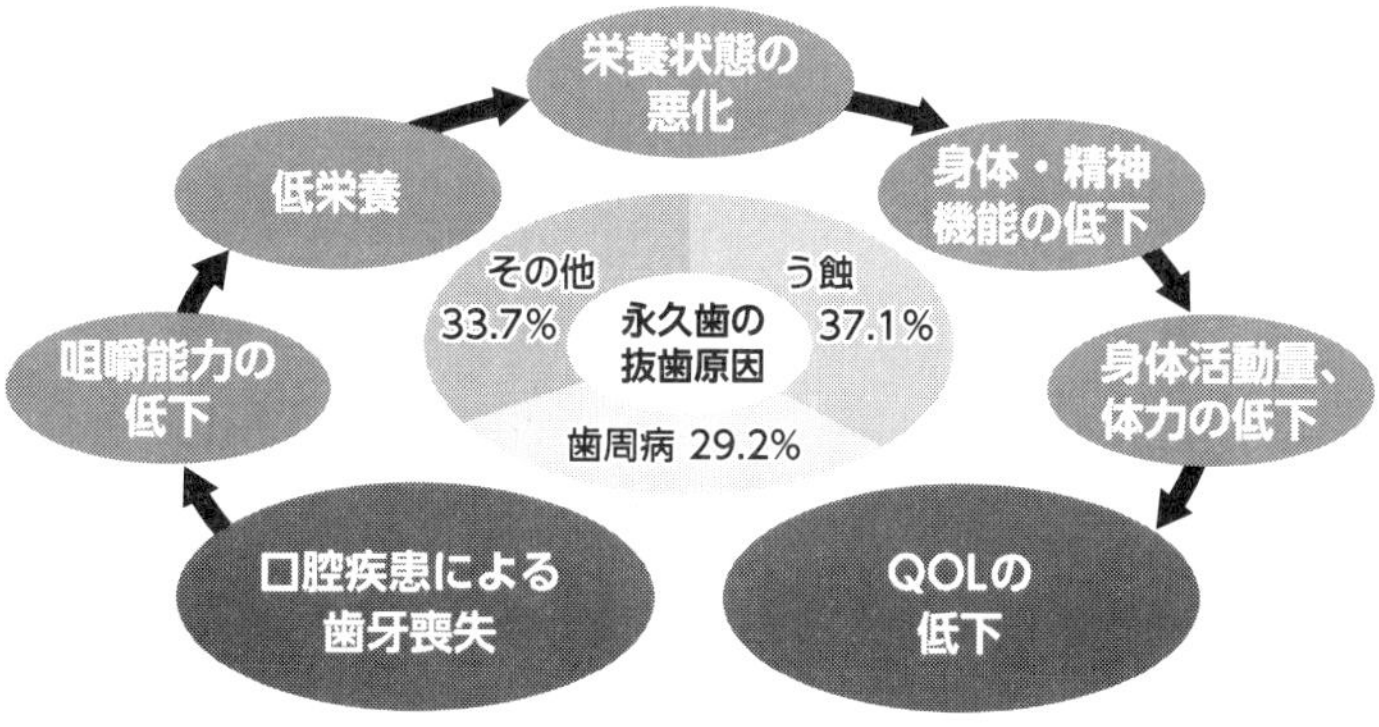
栄養状態の悪化
身体・精神機能の低下
身体活動量、体力の低下
QOLの低下
口腔疾患による歯牙喪失
咀嚼能力の低下
低栄養
その他 33.7%
う蝕 37.1%
歯周病 29.2%
永久歯の抜歯原因

歯の喪失と全身の健康

口腔内細菌の全身への影響

むし歯菌や歯周病菌は血液中に侵入し、全身に疾患を引きおこす危険性をもっています。たとえば心筋梗塞で亡くなった方の冠状動脈から歯周病細菌が検出されたり、循環器以外でも気道に入り呼吸器系の感染症、肺炎などを引きおこしたりします。また間接的ではありますが、細菌感染による炎症反応で生じたプロスタグランジンなどが子宮を収縮させ、早産や低体生児出産の要因にもなると言われています。

ではどうしてむし歯菌や歯周病菌が血液中に侵入するのでしょうか。

私はよく歯みがきをする時は出血をしないようにと指示していますが、毛細血管や静脈の場合、出血した時にそこから血管内に細菌が侵入します。つまり歯みがきで出血したところからむし歯菌や歯周病菌が血液に侵入するのです。

その現象を「歯原性菌血症」と呼びます。むし歯・歯周病菌から悪玉菌が入り込み血液によって全身に広がる菌血症となりさまざまな臓器に感染し慢性炎症を引き起こします。

また菌血症の状態が長く続くと血管の劣化、老化を招き血栓をつくって動脈硬化を引き起こすことも考えられます、むし歯菌や歯周病菌の「歯科の病」がその細菌によって「全身の病」を発症させるという事なのです(最近はテレビや新聞でこの事がよく取り上げられています)。

糖尿病の人が歯周病になりやすい事は以前から言われていましたが、逆に歯周病が糖尿病を引きおこし悪化させる原因となっている可能性が高いという事もわかってきました。つまり、歯周病菌が血液中に入ることがきっかけとなり、血糖値を下げるインスリン(ホルモンの一種)の働きを邪魔する物質が体内で増えると考えられています。歯周病と糖尿病は大きく関係しているのです。

日本人の死因を調べてみると、肺炎と気管支炎による死亡の92％が65才以上の高齢者で占められています。肺炎と歯にどんな関連があるかというと、口の中や歯が不潔になっていることが、実は抗生物質も効かない肺炎を起こす原因となっているのです。

特に最近注目されているのは「誤嚥性《ごえんせい》肺炎」です。誤嚥とは飲食物や唾液を誤って気管に飲み込むことですが、脳血管障害の高齢者の場合、寝ている間に少しずつですが、唾液が気道を経て肺へ流れ込んでしまうことがあります。

高齢者は免疫機能が低下している上、口の中には炎症の原因となるさまざまな細菌が定着しています。これが唾液を通して肺に入っていくため、歯周病菌などが肺炎を引きおこすのです。

高齢者などで歯科医院を受診できない場合でも、訪問歯科診療を受け、口腔ケアを行う必要があります。

口腔内細菌の全身への影響

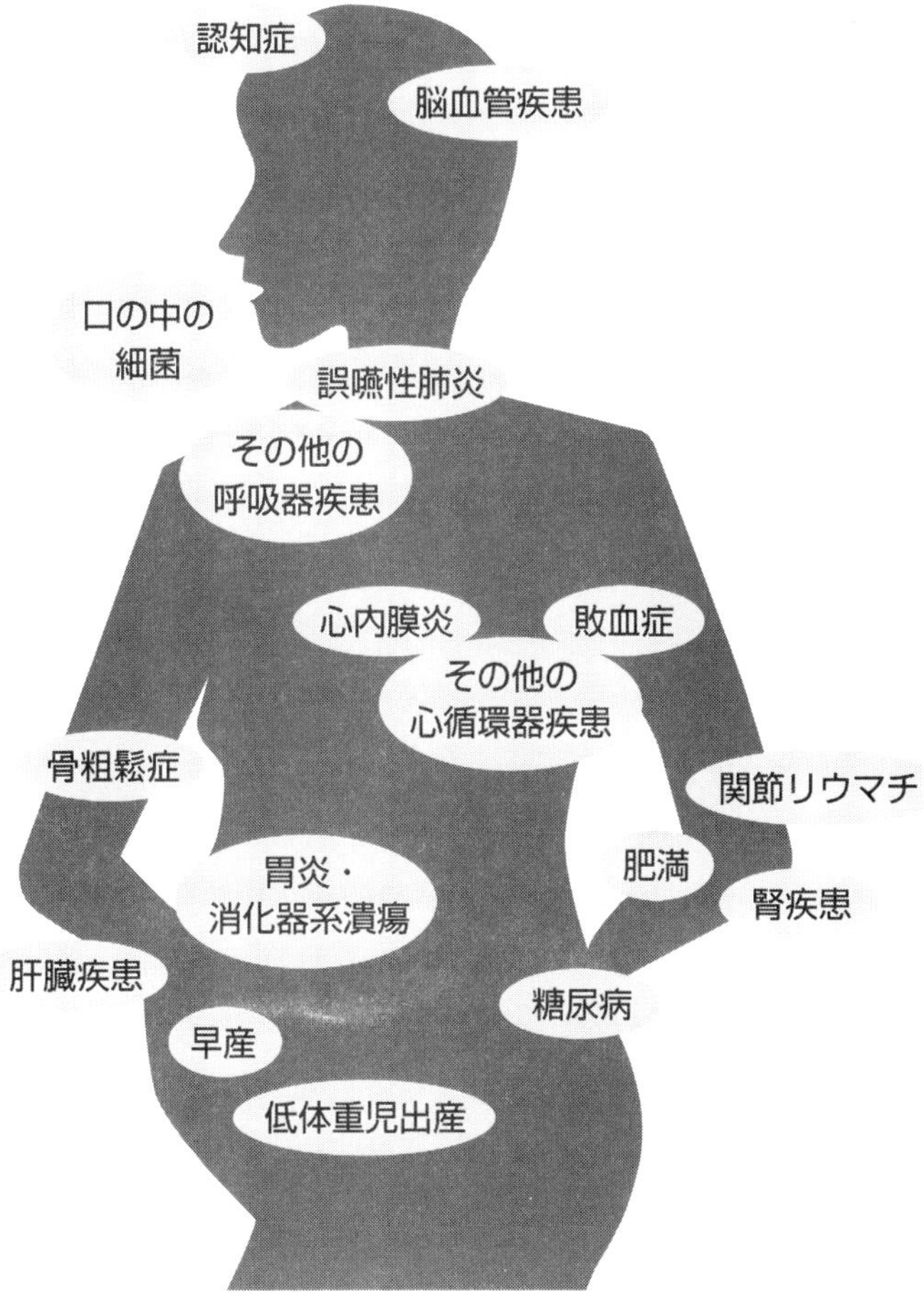
認知症
脳血管疾患
口の中の
細菌
誤嚥性肺炎
その他の
呼吸器疾患
心内膜炎
敗血症
その他の
心循環器疾患
骨粗鬆症
関節リウマチ
肥満
胃炎・
消化器系潰瘍
腎疾患
肝臓疾患
糖尿病
早産
低体重児出産

口腔内細菌との関連が推定される全身疾患

脳の老化と歯──歯とボケの関係

2025年には65才以上の5人に1人、約730万人が認知症になると日本の厚労省は試算しています。

歯で〝噛む〟ことで脳は刺激されます。

歯がなくなり歯の周辺の神経が失われると、脳が刺激されなくなり、脳の働きが低下します。

私たちの命は栄養を摂取することから始まり、それが出来なくなったら終わりです。つまり「生きる」ということは、「食べる」ことであり、歯を使って「噛み続ける」ことなのです。

歯と歯を支える「歯槽骨」の間には、「歯根膜」という「クッション」のような組織があり、「骨」と連絡しています（人工の歯・インプラントなどには存在しません）。

噛むときに歯にかかる力が、この「クッション」を介して、血管が圧縮され、ポンプのように血液を「脳」へ送り込み、脳を刺激し、同時に「交感神経」を興奮させます。

「歯」の本数がある人ほど「脳の老化を防ぐ」という事例は、多くの研究から報告されています。たとえ根っこだけの歯でも、入れ歯になっても、入れ歯でよく噛んでいることで歯根膜が持っているセンサーの代わりのものが発達していることがわかっています。

歯が数本の人でも自分の歯を守る努力を実行し、しっかりものを噛むことで、脳を刺激させてください。

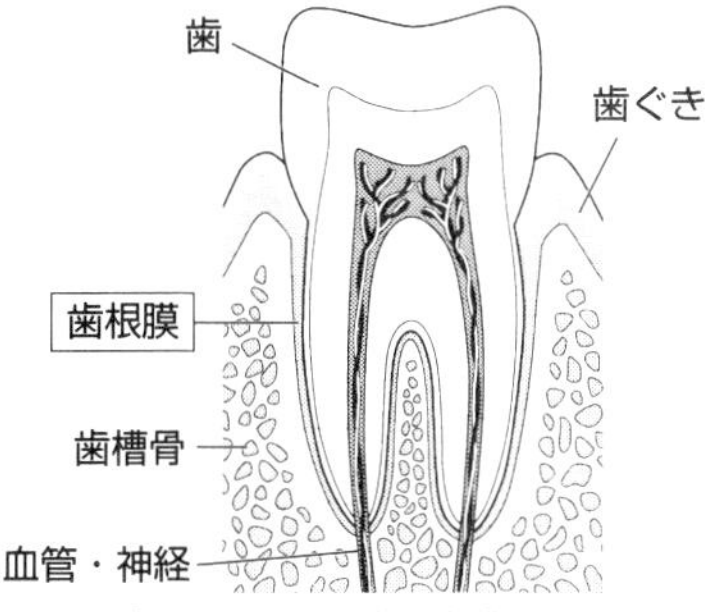

「歯根膜」は、歯と歯槽骨の間にあるクッションのような器官。

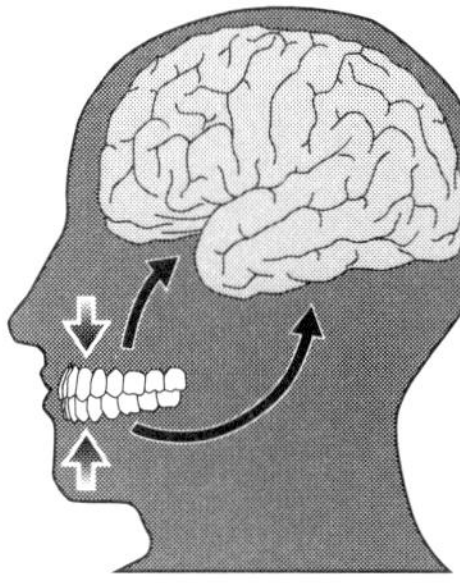
ひと噛みごとに、歯根膜のポンプ効果で、脳に3.5mlの血液が流れ込む。

歯根膜と脳血流の関係

生きる為の歯──歯がなくなる原因、破折が増加中

歯を失う原因は図のごとく、むし歯（う蝕）、歯周病、そして注意すべきは近年増加中の歯の破折《はせつ》です。

歯は硬くて丈夫ですが、歯が折れたり、割れる「破折」がおこると、歯は元には戻りません。「公益財団法人８０２０推進財団」が抜歯理由をたずねた２０１８年の調査では、歯周病やむし歯が減少するものの、破折は前回の２００５年と比べて6・8ポイント増の17・8%と、大幅な増加が報告されました。

また、口腔衛生の先進国と言われる北欧のスウェーデンでも、近年歯の破折は6割に及ぶとの報告があります。

私はできるだけ歯は抜きたくないと考えていますが、破折してしまうと抜かざ

るをえない場合がほとんどです。

破折の原因のひとつに〝力〟があります。上の歯と下の歯はいつも接触していると誤解している人が多いようですが、口を閉じている時は上下の歯はどこも接触していないのです。歯が接触するのは、会話をしたり、食べものを噛んだり、飲み込む時など、一日で考えればわずかです。

ところが、ストレスの多い現代社会では、歯をくいしばって頑張るとか、歯ぎしりをするなどで多くの力が歯にかかり、これも破折の大きな原因です。歯ぎしりくいしばりの予防装置としてマウスピース（歯列キャップ）があります。これは就寝時に上、または下の歯にはめる装置

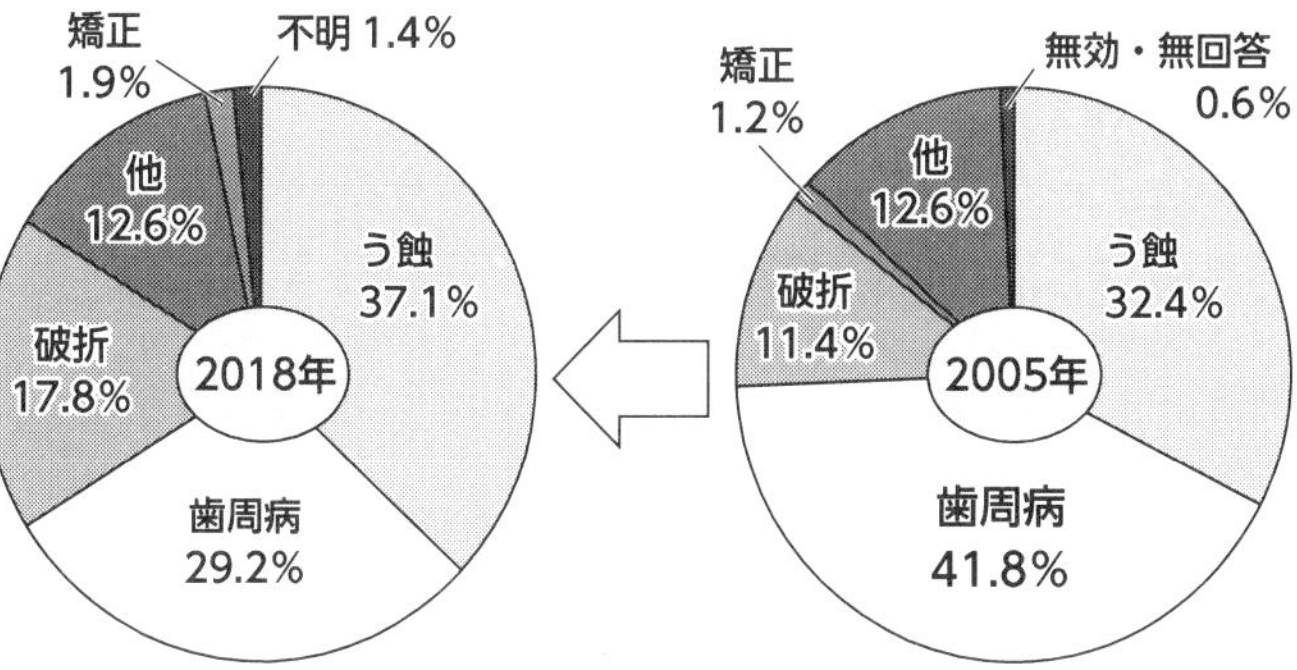
2018年
う蝕
37.1%
歯周病
29.2%
破折
17.8%
他
12.6%
矯正
1.9%
不明 1.4%
2005年
う蝕
32.4%
歯周病
41.8%
破折
11.4%
他
12.6%
矯正
1.2%
無効・無回答
0.6%

抜歯の主原因の変化

です。

　最近はマスコミ、インターネット等の影響で歯への関心が高まり、患者さんから、「審美的に歯を白くして」、「早く噛めるようにしてほしい」などさまざまな要望が寄せられますが、顕微鏡治療や最新治療では歯を削る量が増えます。またいわゆる歯の神経を処置している歯も長期的にみていくと破折の要因となります。

　このような中で、国際歯科連盟は21世紀に向けて*「最少限の侵襲（M・I）」という新しい概念を提唱し、高齢化社会において自分の天然歯《てんねんし》を長持ちさせるには、できる限り歯への侵襲を少なくした方が歯の保存につながると、世界の歯科医療界に伝えています。

　自分の天然の歯はかけがえのない宝物です。冠、入れ歯、インプラントは、天然歯の代用にはなりません

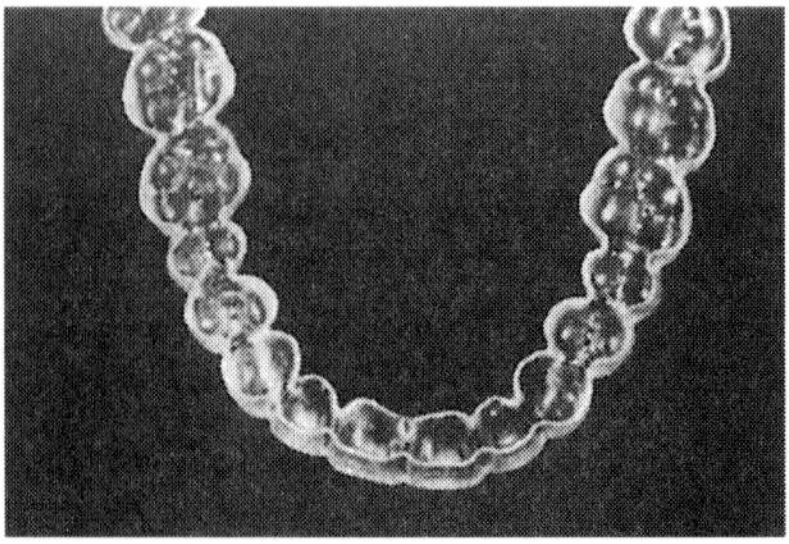

マウスピース

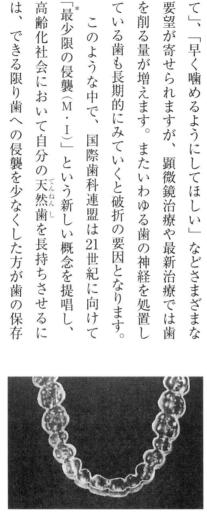

し、悪影響を及ぼす報告も出ています。

どんなに医療技術が進歩しても天然の自分の歯に代わる人工物はこれからも登場することはないでしょう。自分の歯を大切にするのが一番です。

＊最小限の侵襲（M・I）：Minimal Intervention の略で、侵襲とは、ケガ、病気、手術医療処置で生体を傷つけること。

むし歯は今

口腔衛生活動の向上により乳幼児期から青年期までのむし歯は減少化する一方、大人のむし歯は増加傾向を増しています。特に長寿社会となり、高齢者のむし歯は増えつつあります。

以前に治療した詰め物の周囲や冠の周り（縁）から、そして特に年齢が進むと歯の根元からむし歯になります。

日本人の歯肉は、欧米人に比べて薄く、幅が狭く、ひ弱なので注意が必要との報告もあります。また、歯肉が退縮して、歯の根が露出し、なんとなく歯が長くなったように見える人も多いです。

では、成人によく見られる歯の根元のむし歯をつくらないためには、どんな予防があるのでしょうか。

歯はエナメル質でおおわれています。根元は薄いセメント質の下に象牙質があり、象牙質はエナメル質より溶けやすく、一旦むし歯になると症状が進みます。この根元のむし歯に注意が必要です。根元は歯ブラシ、歯間ブラシなどでもプラーク（細菌の塊）を完全に除去するのは難しく、歯科医療機関でブラシ等の指導を必ず受ける事が必要です。

治療法としては、初期ならばむし歯を防ぐ効果があるフッ化物の定期的な塗布、歯科医療機関での歯の機械的な清掃（ＰＭＴＣ）、家庭でのフッ素入り歯みがき剤の使用、甘い食品や飲み物に対する注意などで、進行を防止することが可能です。

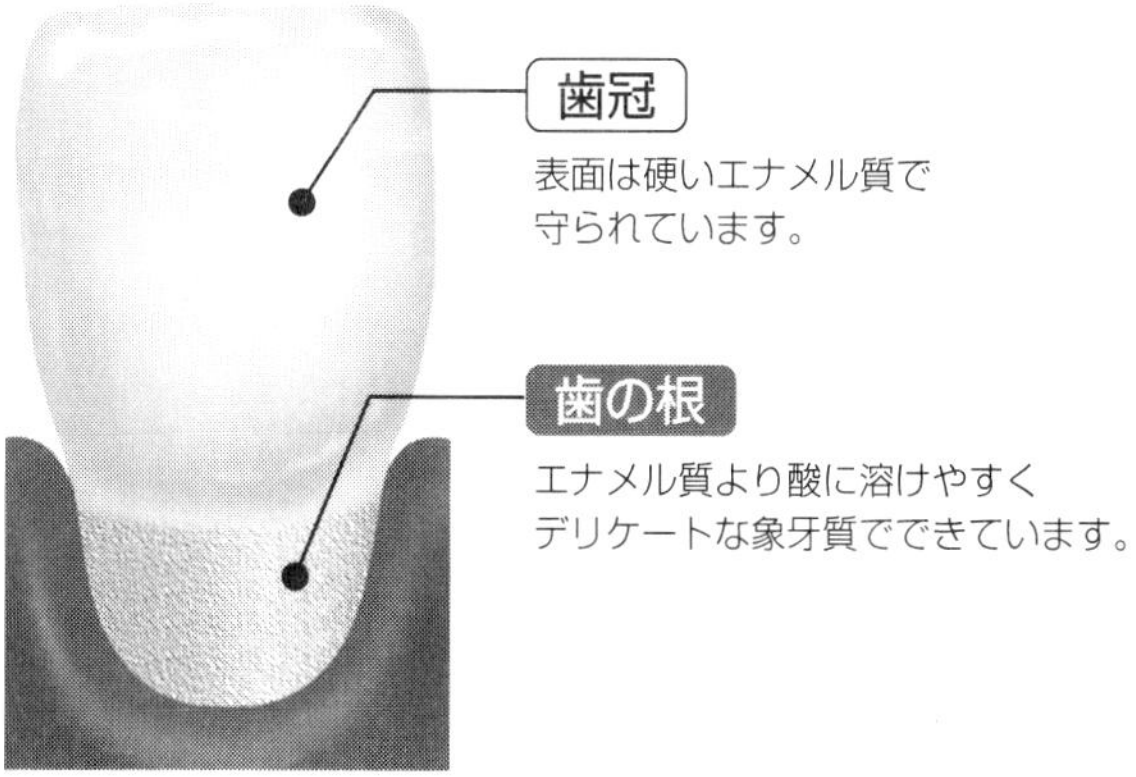
歯冠
表面は硬いエナメル質で
守られています。
歯の根
エナメル質より酸に溶けやすく
デリケートな象牙質でできています。

歯の根が露出した歯

むし歯予防の対策は―むし歯は再発する

むし歯は細菌が作り出す酸によって歯が溶かされておこる病気です。むし歯は持って生まれた歯質と細菌・糖（特に砂糖）のトライアングルで発生します。

口の中のむし歯菌（例えばミュータンス菌）の大きさは0・5ミクロンです。ところが、むし歯で治療（特に歯を削り詰め物、冠などをつくる）した場合、冠や詰め物と歯の境目はいくら合わせても10ミクロン程度であり、ミュータンス菌などはこの境目から進入する事も可能です。

だからむし歯菌などが多いと周囲から細菌が入り込み、一旦治した詰め物、冠などのまわりから再度むし歯になるのです。

従ってむし歯は原因の除去を常に行っていない限り、むし歯の予防はできないのです。

私は市内の某小学校での歯の検診、歯の指導の時、いつも2つの約束をします。〝食べたらすぐにきれいになるまで歯をみがく〟〝甘い食べ物、飲み物は食べない、飲まない〟この言葉の中にむし歯の原因除去がすべて含まれています。きれいにみがく、それはむし歯菌（ミュータンス菌など）を自分の口の中から掃除して自分のできるところまで除去する事、甘い物（とくに砂糖）はむし歯を発生することが解明されており、今むし歯をつくりにくい糖―糖アルコール（マルチトール、キシリトール、エリスリトール、パラチノース、還元麦芽糖）などの利用もすすめられています。むし歯は一度治療したら大丈夫と思われるでしょうが、実際は2度も3度も治療を受けている人が多いです。

治療が終わっても定期健診などを受け、再発をくり返さない自分自身の行動が大切です。

根っこのむし歯にご用心

近頃、むし歯をもつ人が減っていると言われていますが、２０１６年の調査では、５～６歳では低いものの、15～19歳で増え始め、25～34歳になると90％、35～44歳では99・３％もの人がむし歯をもっているのが現状です。

壮年期（25～64歳）と高年期（65歳以上）のむし歯で多いのは、冠や詰め物の周囲、歯と歯の隙間の歯ぐきの近くです。

日本人の歯肉は欧米人に比べて薄く、幅が狭く、ひ弱なので、歯周病への注意が必要であると、長期（50年以上）にわたる治療記録を持っている先人たちの報告があります。実際に日本人の成人の80％近くが歯周病を経験しています。

歯周病は、歯ブラシでブラッシングすることで歯肉炎を抑え、歯石等を除去することで治りますが、歯の根っこが出てきます。根っこ部分の歯根（12頁の図参照）は外側のエナメル質に覆われた歯冠部に比べると酸に弱いため、むし歯になりやすく、このむし歯を「根面《こんめん》むし歯」といいます。

根面むし歯の多くは、プラークコントロール（ブラッシング）の届きにくい歯と歯の隙間に多く、とくに歯の奥側、次いで前側、唇（頬）側、舌側と報告されています。

前歯の根面むし歯は分かりやすいですが、奥の歯は見つけにくく、冷たいものや温かいものが沁みる等の症状が現れたら、歯科医院での診査が必要です。

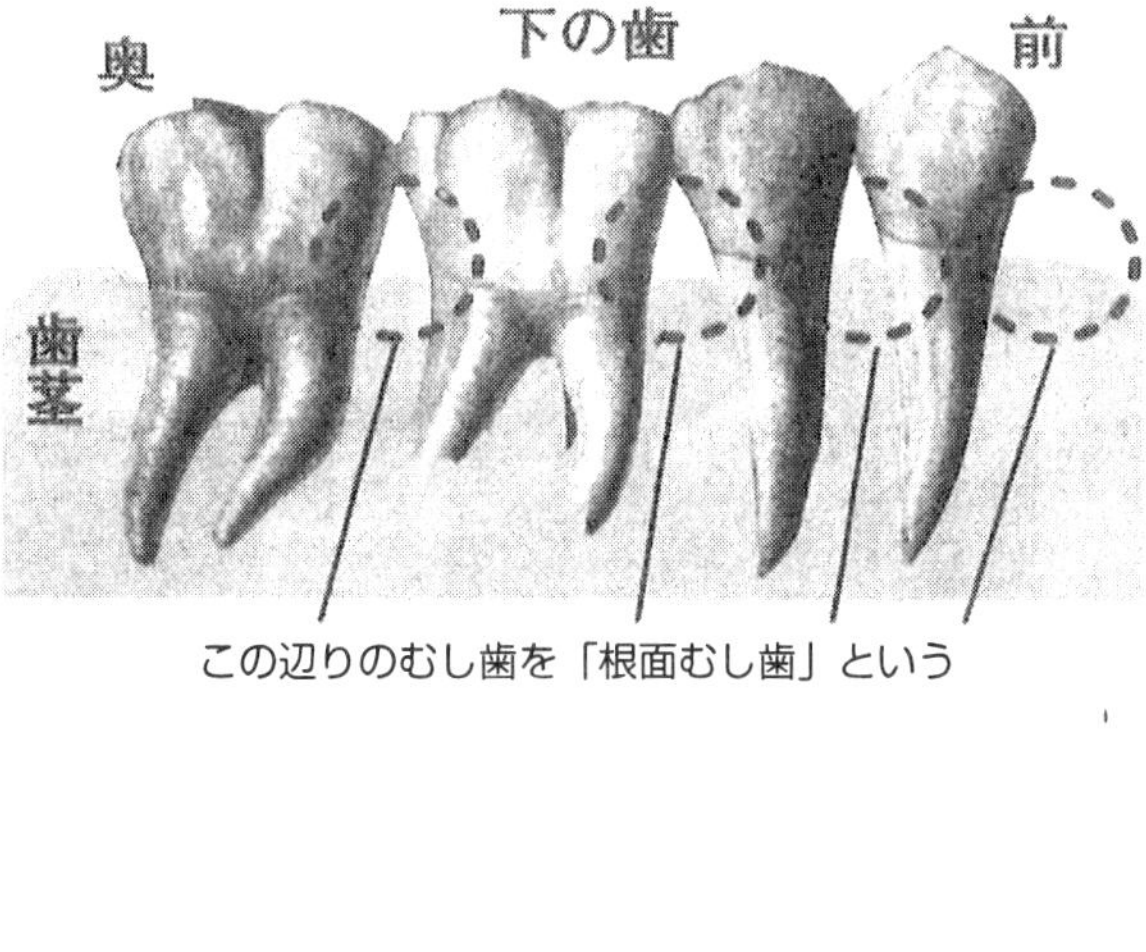

この辺りのむし歯を「根面むし歯」という

根っこのむし歯の対処法

口のなかは通常pH7・0ぐらいの中性ですが、飲食をするとpHが下がり（酸性になり）歯の表面が溶け出してむし歯が発生します。酸に溶け出すのは、歯の表面のエナメル質はpH5・5で、根っこのセメント質と象牙質はpH6・7で溶け出してむし歯になります。それが唾液の作用でpH7・0の状態に戻り、むし歯の発生を抑制しているのが自然の原理です。

しかし、甘いものをダラダラ食べたり飲んだりしていると、口中の酸性の時間が長くなり、むし歯になりやすい状態になります。根っこのセメント質と象牙質は、エナメル質に比べて酸性に弱く、むし歯になりやすいので、注意が必要です。

この根っこ近くのむし歯の治療は、詰める、かぶせる処置という単純な対処法が当てはまらず、歯の延命を図るため、最小限の切除と補修（つぎはぎ）修復を心がける治療（最小限侵襲の歯科治療〈M.I.〉）が、世界歯科連盟から提唱されています。そしてむし歯の進行抑制と予防処置の必要性を唱えています（日本ではまだまだ理解している歯科医療関係者は少ない様で……）。

病変部位を積極的に削るより、保存的に対処するのが大切です。修復（詰め物など）する場合は、抗菌性接着システムのプラスチックやフッ化物の徐放性の詰め物、また感染菌質の表層を再石灰化（むし歯を治す）グラスセメントなどが有効です。

そして歯科医院で根っこの面を含めたブラッシングの習得、数か月に一度の器械的歯牙清掃（PMTC）、フッ化物の応用が有効です。フッ化物の

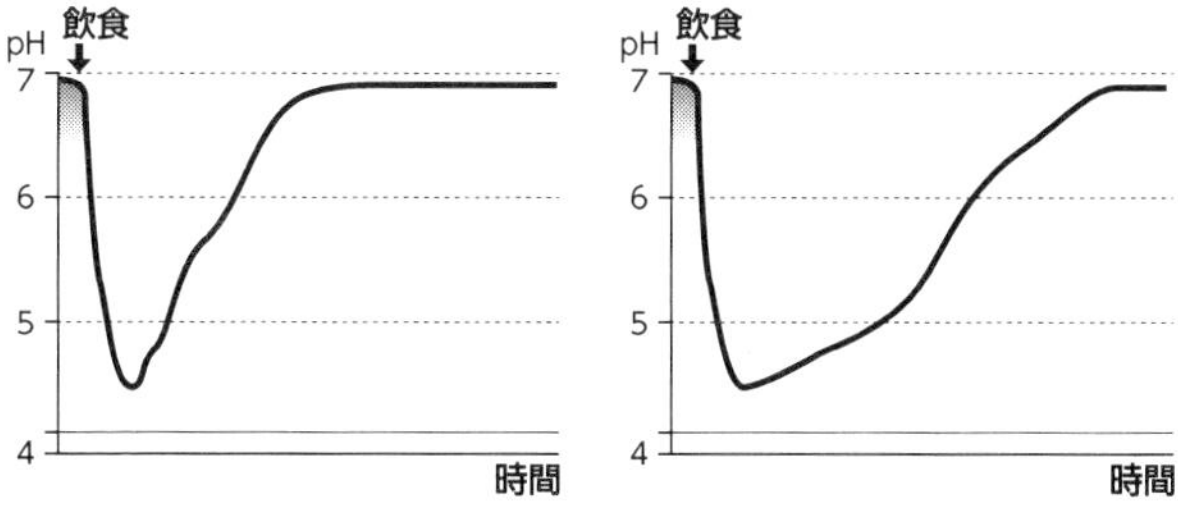

・唾液量が多い場合
・唾液緩衝能がよい場合
・唾液の浄化がよい部位

・唾液量が少ない場合
・唾液緩衝能が悪い場合
・唾液の浄化が悪い部位

う蝕発症のリスク　　1回の飲食によるプラークpHの変化

応用では、とくに抗菌性薬剤含有のフッ化物配合歯磨き剤の使用、もう一歩進んでカスタムトレイ（個人の現在の口の中の状態に合ったマウスピースのようなもの）でのフッ化剤の使用が有効です。

そしてむし歯菌（ＭＳ菌）の除菌も大切です、口の中には多くの細菌がいます。むし歯菌の大きさは０・４ミクロンで、これに対してむし歯治療の冠や詰め物の接着部位はいくら合わせても20ミクロン程度です、これでは微小なむし歯菌はいとも簡単に入り込んでしまいます。

世界は今、新型コロナウイルス感染症が大きな問題となっていますが、むし歯もむし歯菌を除菌しない限り、冠や詰め物の周りから歯牙に入り込み、むし歯を再びつくります。再発させないためにもむし歯菌の除菌が必要です。

自分の自然な歯を大切に。

歯とフッ化物―フッ素の有効利用

虫歯予防の一つにフッ化物（フッ素）の利用があります。以前は安全面などから賛否両論でしたが、現在は世界各国でも使用され、適切に使えばむし歯予防の手段の一つになります。

特に生えたての歯に効果的で幼児期に行うフッ素塗布は「一生使う歯の健康づくり」をスタートさせようとする国の方針です。しかし特効薬ではありません。

フッ化物は再石灰化促進による歯質強化、細菌の増殖抑制や抗酵素作用による酸産生の抑制によりむし歯を予防します。

フッ化物の応用方法はフッ化物が入った歯みがき剤を用いた口腔清掃、フッ化物洗口、フッ化物歯面塗布などがあります。

診療室で使用するフッ化物イオン濃度は９０００ＰＰＭですが、日本では日常に使用する歯みがき剤はフッ化物イオン濃度が１５００ＰＰＭ以下に定められ使用されています。

最近増えつつある大人のむし歯、特に歯の根のむし歯の予防に効果があるので、歯科医療機関で使用方法の指導を受けて１４５０ＰＰＭフッ化物入りの歯みがき剤を適切に使用する事がむし歯進行予防の一つです。

治るむし歯──削らなくても治ります

初期のむし歯なら歯を削って詰める処置を急ぐ必要はありません。歯の一番外側にあるエナメル質にできた初期のむし歯は白く変色しています。これは脱灰と呼ばれるもので、細菌が糖分から酸を作り、歯の成分であるカルシウムやリンを溶かし始めます。

一方唾液中にはエナメル質の構成成分（カルシウムやリン）が含まれているため、溶け出した成分を唾液から取りもどすことができます。これを再石灰化といいます。つまり脱灰した初期のむし歯はエナメル質を補うこと（再石灰化）により治ります。

但し、補われたエナメル質は針のような者で強く突っつくと簡単に壊れてしまうので、術者側にも注意が必要です。

もちろん歯をきちんと磨いて歯垢を取り除き、甘いものを減らして（できたら食べない）、フッ化物を適確に応用する（う蝕予防処置）ということも欠かせません。

なお、脱灰が多すぎると、再石灰化が追い付かないですから、間食が多かったり、甘い飲み物が多い人はそれらを控えることが肝心です。

歯周病

今、歯周病は新たな国民病

日本人のおよそ80％は歯周病といわれる時代、中高年の病気というイメージがありますが、そうとも限らないのです。小学生でさえ、半数近くの子供は歯石がついたり、軽度の歯肉炎など、軽い歯周病の徴候がみられることがわかっています。

歯周病は簡単にいえば「歯を支える組織が破壊されていく病気」です。歯を支える歯槽骨にまで破壊が進むと、支えを失った歯は簡単に抜け落ちてしまうことになります。

しかしいきなり骨の破壊が起こるわけではなく、歯肉の炎症から始まります。この段階を「歯肉炎」といいます。歯肉炎を引き起こすのは酸素のあるところでも増殖できる通性嫌気性菌です。歯と歯ぐきの浅い境目のような空気に触れやすい歯肉部分（歯肉溝）で菌が増殖を始めるのです。この部分をハブラシ等で徹底的に清掃し、対処すれば元に戻りますが、怠っていると炎症が続き、歯肉溝がだんだん深くえぐれてきます。

歯と歯ぐきの境目の歯肉溝（仮性ポケット）は健全な歯の場合だと2～3ミリメートルです。ところが溝に歯垢や歯石が溜まったり、歯肉が腫れたりすると歯周ポケット（真性歯周ポケット）と呼ばれる深い溝になります。

歯周ポケットが深くなると今度は「偏性嫌気性菌」、つまり空気のない環境下で育つ歯周病菌が活躍しはじめます。そして歯周ポケットの

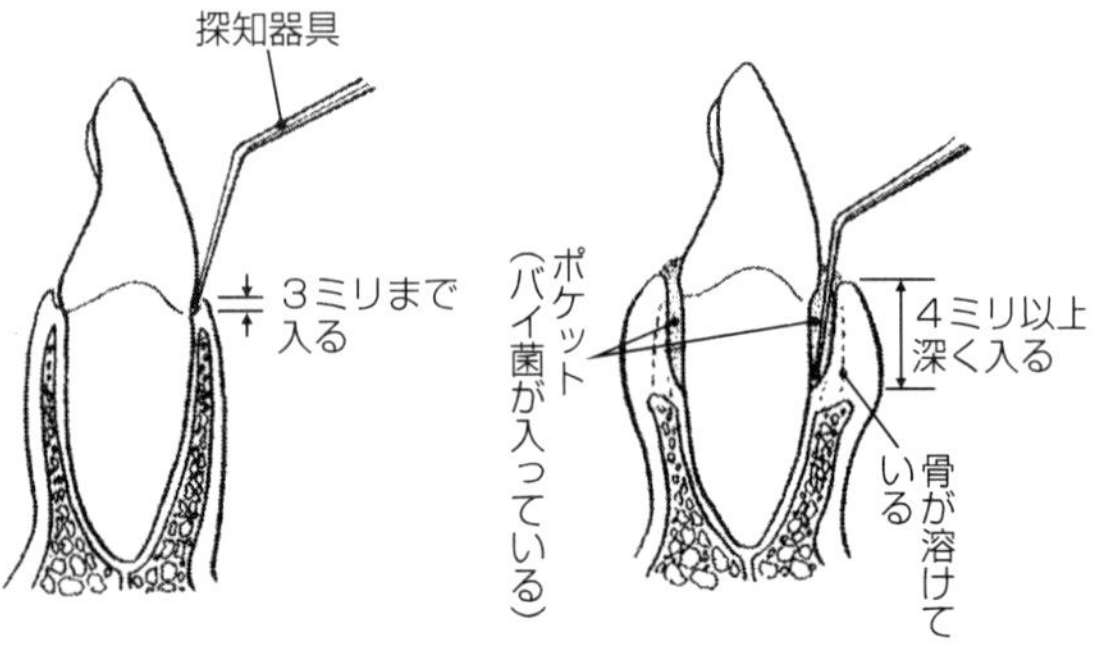

探知器具
3ミリまで入る
ポケット（バイ菌が入っている）
4ミリ以上深く入る
骨が溶けている

健康な歯肉と歯周病の歯肉

奥底で破壊活動を進めていきます。

そして最終的には歯槽骨をほとんど溶かして歯を喪失させるような事態に進んでいくのです。

セルフチェックと治療

歯周病は歯を支える歯肉や歯槽骨などに炎症が起こる病気で、歯周病菌（特に危険な菌種はＰ・ｇ菌、Ａ・ａ菌など）によって引き起こされます。

歯周病は末期になると歯を支えている骨が溶けて、歯が抜け落ちてしまうことになります。そこで歯を失わない為には自分で気づくことが大切です。

まずは歯周病のセルフチェックをしてみて下さい。
①歯みがきをすると歯ブラシに血がつく
②歯ぐきが赤く腫れている、また歯ぐきに痛みがある
③歯と歯の間に食べ物がよく挟まる
④口臭がある

⑤歯がグラグラする。また歯が揺れて食べ物が噛みきれない
⑥歯ぐきから血が出る。また押すと膿が出ることがある
⑦歯垢や歯石がついている
⑧朝起きた時、口の中が粘ついた感じで不快

先ほども述べたように、歯肉溝に歯垢や歯石がくっつき、歯肉に炎症が起こる、これが歯周病の始まりです。

セルフチェックをして、気づいたことがあれば、先ずは検診を受けましょう。早期発見が第一です。そして治療の第一歩は歯垢除去の為の、自分に合った正しい歯みがき方法と歯間ブラシ・デンタルフロスなどの使用です。歯科衛生士さんによる指導を受けて、丹念に時間をかけて、ブラッシングをして下さい。

時間をかけるブラッシングが歯垢を取り除いていきます。そして、歯を見ていると、今までネトッとしていた感じの歯が光沢のあるように見えてきます。このあたりがポイントです。その次は歯石や歯の表面についた付着物を歯科衛生士が

除去します。

それでも治りきらない時は歯周外科手術をすることや、歯周組織の再生をする治療が必要な時もあります。そして健康な歯周組織を回復できたら、必ず定期検診を受けたり、また一歩進んで歯周病菌（P・g菌、A・a菌など）の除菌で健康な口腔の状態の組織を目指して行くことが可能です。

口のできもの―白いものや硬いものに気付いたら

口の中は直接見ることができるため、日常生活の中で観察することが可能です。口角びらんによる口角炎、多くの人が経験するアフタ性口内炎は通常2～5ミリメートル程度の円形の浅い潰瘍です。痛みを伴い表面は灰白色です。原因は明らかではありませんが、食事の時や口腔ケアを行う時は接触しないよう注意し、刺激の強い食事は避け、軟こう剤の塗布も有効です。通常1～2週間で治ります。

また歯の鋭縁や補綴物によっても口内炎が発生することもあり義歯による粘膜に潰瘍を発生する場合など処置が必要です。口腔内に常在するカンジダ（真菌）によって引きおこされる白や赤くなった症状もあります。

「口腔ガン」は口の中のどこにでも発生しますが、舌が一番多く約60％です。次いで歯肉(歯ぐき)、口腔底、頬粘膜(ほっぺの粘膜)、硬口蓋(上あご)唾液腺などにも発生します。

頻度は高くありませんが、他の「ガン」と同じようにリンパ節や全身の臓器に転移し命を奪うため、治療が必要です。視診では白色、赤色、表面が凹んでいたり潰瘍のようなものを形成したり膨れていたりなどで、しこりのように硬く感じるものもあります。

ごく普通の口内炎と思われる場合もありますので、口内炎の薬などで2週間程治療をしても改善しない、また急速な増大がみられたら、歯科医院を受診され、口腔外科のある病院での処置が必要となります。

「口腔ガン」は目に見える所に存在するので早期発見が可能でステージⅠでの5年生存率は90％以上です。早期発見が最良の治療法です。

口のにおい―口臭

オーラルプロテクトコンソーシアム（歯ぐきの健康を通じ、カラダ全体の健康について研究・活動を行っている日本の団体）が、２０１５年に日本に在留する外国人（米国、欧州）１００人に行った口臭とオーラルケア（口の健康）に関する調査では、約70％が「日本人の口臭にガッカリした経験がある」と回答しました。

「口臭」とは、本人もしくは第三者が不快と感じる呼気（吐く息）の総称です。

口臭の発生部位の90％以上は口腔です。朝起きた時や疲れた時などに健康な人でもしばしば認められる「生理的口臭」もあります。

しかし、多くの口臭原因は、口の病気、むし歯、歯周病、口腔ガン、加齢による歯ぐきの退縮、舌苔《ぜったい》（舌に付着する白い苔状のもの）、清掃が不良な義歯、歯ブラシのブラッシング不良などです。

口臭の検査は、歯科大学病院でＵＢＣ式官能検査法や口臭測定器による検査、一般の歯科医院ではむし歯や歯周病の状態、舌苔の量、歯ブラシのセルフケアの様子、唾液の分泌量などから診断が可能です。

日本人の多くが罹患している歯周病には独特の口臭があります。歯周病細菌のＰ・ｇ・菌、Ｐ・Ｉ・菌などは硫化水素、メチルメルカプタンといった口臭原因物質を産生します。ゆえに歯周病原因細菌の除菌、歯周病治療などが不可欠です。また、舌苔が付着してニオイを放ちます。舌みがき、舌ブラシ利用の方法等を歯科医院で習い、家庭で実行してください。

唾液の分泌量の減少も大きな原因です。ストレスや薬の副作用で減少します。これにも充分な水分の摂取などの対策が必要です。もちろんむし歯、特に冠せや詰め物の周りからの二次むし歯も大きな要素です。

口臭の予防は、常にホームケアでのブラッシングが重要です。特に歯垢の溜まりやすい個所へのブラッシングは口腔保健指導でアドバイスを受けることも必要です。またその後のブクブクと歯と歯のあいだを通るようなうがいや洗口液の使用、もちろん舌ブラシも心掛けてください。

そしてホームケアをリセットするために歯科医院でのプロフェッショナルケア、特にＰＭＴＣ（機械的清掃）を定期的にしっかりと受けることが、口臭予防する上で大切です。

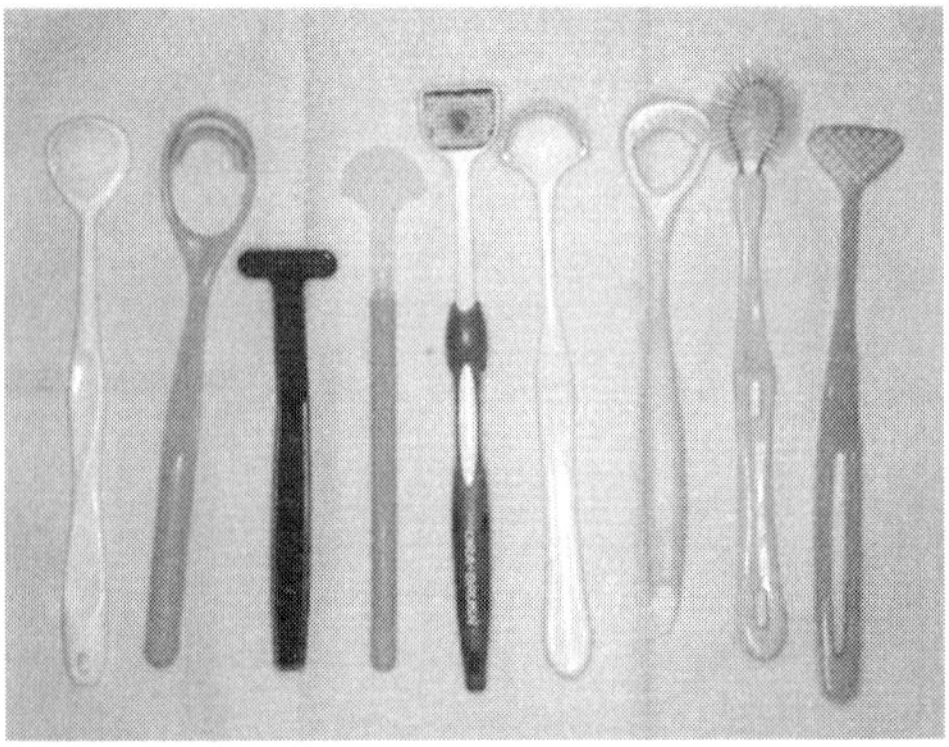

舌ブラシ

あごがおかしい――顎関節症

口を開けるときや閉じる時に「あごが痛む」、「あごに音がする」、「口が大きく開けられない」、「あごが異常な動きをする」などと訴える人が増えています。これを顎関節症《がくかんせつしょう》といいます。

顎関節は、側頭骨と下顎骨の間にある関節を指します。耳の前に指を当てて顎関節の動きを確かめて下さい。顎関節は単純な蝶つがいではなく、大きく口を開けると下顎頭が前方の関節突起を乗り越えて動きます。

この時に音が出る人がいますが、スムーズに動いているならあまり問題はありません。しかしあごを動かすと痛みが出る、口を大きく開けられない（成人では正面の上下の歯の間で、指が縦に3～4本入る程度開くのが正常です）などの症状が出るなら問題です。

また、まれに顎関節脱臼（あごがはずれる）もあります。口を閉じることができなくなった状態です。落ち着いて歯科医院で整復処置を受けてください。習慣化している人もあり、自分で整復する人もあります。

顎関節は歯の喪失や冠、入れ歯などの咬合状態の影響を受けて、変化を繰り返します。また、ストレスや噛《か》み癖、生活習慣などが関係していることもあります。特に歯ぎしり、くいしばりは顎関節にいろんな問題をおこしやすいです。

症状を軽減する対症療法としては、消炎鎮痛剤や筋弛緩剤の内服が有効です。噛みあわせの

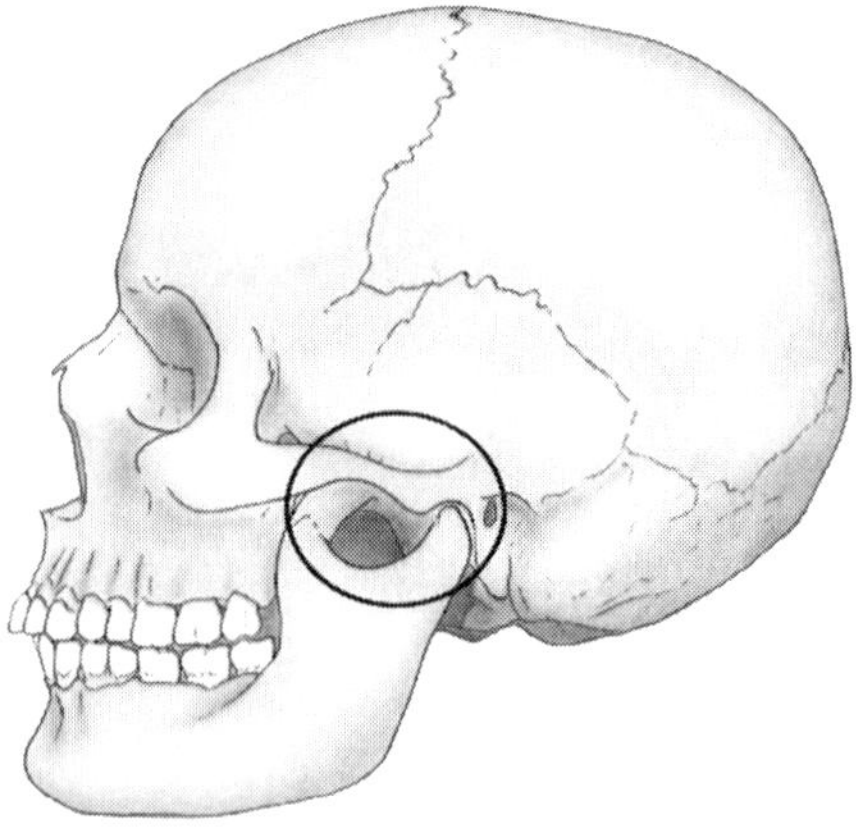

顎関節

異常と関係すると考えられる場合には、歯の噛みあわせの調整やバイトプレイト（マウスピース）によるものが主体となることもあります。関節の変形が認められる重症例では、大学病院の口腔外科での手術が必要なこともあります。

いずれにせよ、顎関節症は長い間の噛みあわせやストレスが原因になっているので、なるべく気楽に、あせらずに治療を受けてください。

歯がしみる——象牙質知覚過敏症

「冷たいものや風でも歯がしみる」、「歯ブラシをするとピリッとくることがある」などという一過性の歯の痛みを、「象牙質知覚過敏症」といいます。

象牙質知覚過敏は、図で示すように、口の中に露出した象牙質に加わる温度刺激や擦過刺激などによって引き起こされますが、「原因は細菌の塊の歯垢《しこう》」と患者さんに説明すると、驚かれる方が少なくありません。

歯の表面が正常な場合、エナメル質という硬い組織でおおわれています。その中に象牙質という組織があり、この象牙質のなかにはいわゆる歯の神経からの伝達機構「象牙細管」があります。

この象牙細管が開いて、外からの刺激に対して歯の神経が反応を起こし、歯がしみるという「象牙質知覚過敏」の症状を呈します。

超高齢化社会が進行するわが国では、加齢や歯周病に伴い歯肉がやせたり、下がったりして、歯根が露出する人が増加しています（歯根が露出すると、歯根の象牙質がむき出しとなり、歳をとると歯が長くなったように見えます）。

この象牙質の部分に歯垢がつくと、細菌が象牙細管を通して歯の神経を刺激します。これが原因となって、冷たい物や歯ブラシをあてるとピリッと痛い、象牙質知覚過敏症の症状を引き起こすのです。

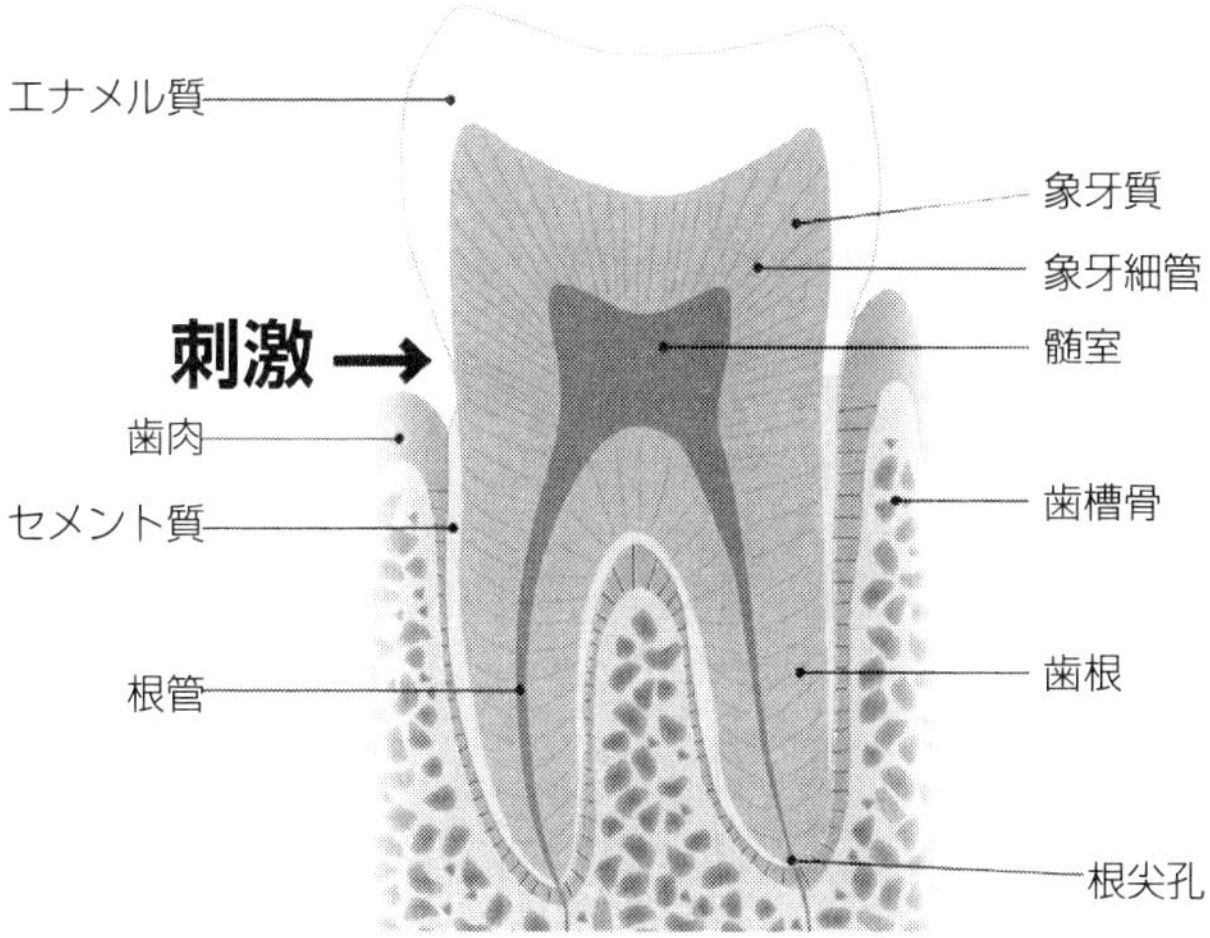
エナメル質
象牙質
象牙細管
髄室
刺激
歯肉
歯槽骨
セメント質
根管
歯根
根尖孔

象牙質知覚過敏

痛みをとるには、象牙質に付着している歯垢を取り除くことです。ところが、歯ブラシで歯垢を取り除こうとしても、痛くて歯ブラシを当てにくいと思います。

そこで私が患者さんにアドバイスしていることは、歯ブラシをぬるま湯で温めて、歯みがき剤を付けずにゆっくり、ゆっくりと鏡をみながら歯垢を取り除くことです。

象牙質の表面から歯垢が除去され、象牙質知覚過敏症であれば痛みは軽減していきます。これが簡単に詰める治療や歯の神経の処置ではなく、自分の歯を長持ちさせる最良の方法です。

最近では痛みを和らげる歯みがき剤として、歯の神経を鈍麻させる硝酸カリウムが配合されているものもあります。

さらに、ホワイトニングや神経のある歯を削って冠などを作成した時、あるいは歯石の除去で、象牙質知覚過敏症と似た症状が現れることがあり、注意が必要です。歯は自分の自然な歯が一番です。

歯髄が炎症をおこすと

歯髄（歯の血管と神経）は歯の組織に栄養を送り、必要に応じて歯の内側から象牙質をつくる働きをしています。歯髄をとり除いてしまうと（俗に言う歯の神経をとる）、歯はもろくなり歯の寿命を縮めてしまうのです。むし歯の深い場合、感染した象牙質をある程度まで削り、そこに薬をおいて歯髄の所に時間はかかりますが、新しい象牙質ができる処置をします。長い目でみると歯を守る治療の一方法です。冷たいもの、温いものがしみるなどで、歯髄をすぐに取ることはその場では痛みがとれますが、長い目で見ると歯を守ることにはつながらないのです。しかしズキズキ痛むようになってしまった場合は、しょうがないから歯髄を取り、処置をします。これを根管治療と言います。

根管の数と形は場所によりくねくね曲っているものがあったり、枝分かれしていることも多くあり、非常にむずかしい治療です。

根管治療はリーマーやファイルという器具を用いて感染している組織を取り除き、根管内の細菌の感染を除去した後、根管充填材を十分に詰めて、あとは自分の治癒《ちゆ》能力に期待して終了です。

しかし一度根管充填を行なっても口の中の細菌の大きさは0・5ミクロンですから10年、20年、30年……と経過を観察していく必要があり、再発をしない予防処置が必要です。

〝歯髄は一言で言えば歯の生命線です〟

歯と口の機能回復

歯の一部がなくなった時、人工的材料で詰める処置をします。それでも不十分な場合は、すっぽり覆う部分的かぶせやすべてを覆う冠をつくります。

多くの歯がなくなったりすると両隣の歯を使用し、それらを土台にした橋をかけるブリッヂという方法もあります。

またもっとたくさんの歯がなくなると部分的義歯（いわゆる入れ歯）をつくります。部分的義歯は残っている歯にクラスプ（留め金）という、歯をつかみ力を支えるツメの梯子金属をつかいます。近頃はこのツメの部分が弾力性のある樹脂を使用し残っている歯への負担を軽減し、審美的に目立たない義歯もあります。すべての歯がなくなると総義歯です。

どの場合もあごの土手（顎堤といいます）と義歯の間の調整が必要になります。また最近ではインプラント（人工歯根）もあります。歯を失った部分の歯槽骨に近頃ではチタンでつくった人工的な歯根をドリルで埋め込み、その上に人工の歯をつくります。自分の歯に近い機能と見た目の美しさで注目されています。マスコミなどでも広く宣伝されています。

この方法は処置後よく噛む事は出来るように思います。なぜなら歯根膜という歯と骨をつなぐクッションがないからです。もう一度12頁の「知っておきたい歯の構造」の図を参考にしてください。自動車等を運転する時、クッションのない車を想像したらわかるはずです。この事が後々いろんな問題をおこしてきているのです。

今、多く使用されているインプラントは開発されて30年ぐらいです。

インプラント周囲炎という周りの骨がなくなる新しい病気も発症していますし、インプラントの金属によるアレルギーについては医師、歯科医師共同の雑誌にも発表されています。また人の身体は異物を排除するという性質があるという事を発表している病理学者の研究もあります。

一部の歯科医療機関では経営の問題もあるからでしょうか、インプラントをすすめていますが、一方でこれによるトラブル—インプラント難民と言われている人が、大学病院に多く治療に来られているのも現状です。

今、一考させられる治療法の一つと、長期（50年ぐらい）患者さんの症例の記録をとりながらみている歯科医の多くは発信しています。

超高齢化社会の我が国においてどんな機能回復を選ぶかは自分が介護になった将来を考えてよくよく考えて受けたい処置の一つです。

治療は自然に近い方法が一番いいのです。

歯を守るための清掃—PMTC

むし歯や歯周病の原因菌デンタルバイオフィルムを除去する「PMTC」は、プロフェッショナル(専門的)のP、メカニカル(機械による)のM、トゥース(歯)のT、クリーニング(清掃)のCの略で、専門家(歯科医師、歯科衛生士)による器械的な歯の清掃です。歯を白くするホワイトニングや歯石除去とは違います。

歯垢は最初のうち歯ブラシ等でとることができます。しかし、厚みが増し、菌の増殖で膜をつくると、歯ブラシで取り除けなくなる上、薬剤への耐性を持ちます。これがデンタルバイオフィルムです。分かりやすく例えると、台所の排水管内に付着したヌルヌルの膜を想像してください。

バイオフィルムが付着した歯の表面を見ると、歯ぐきに近い下の方は密になっており、歯ブラシでどんなに磨いても落とせません。

ＰＭＴＣは、スウェーデンのアクセルソン博士によって１９９０年に開発され、むし歯や歯周病の予防がより改善されました。

ＰＭＴＣを受けると口の中がスッキリしますので、この状態を保ちたいと思うようになります。施術にかかる時間は歯の汚れ具合によりますが、おおよそ１時間以内です。３ケ月〜６ケ月に一度は受けることをお薦めします。ＰＭＴＣの大体の手順を図で表しておきます。

歯は自分の自然な歯が一番です。

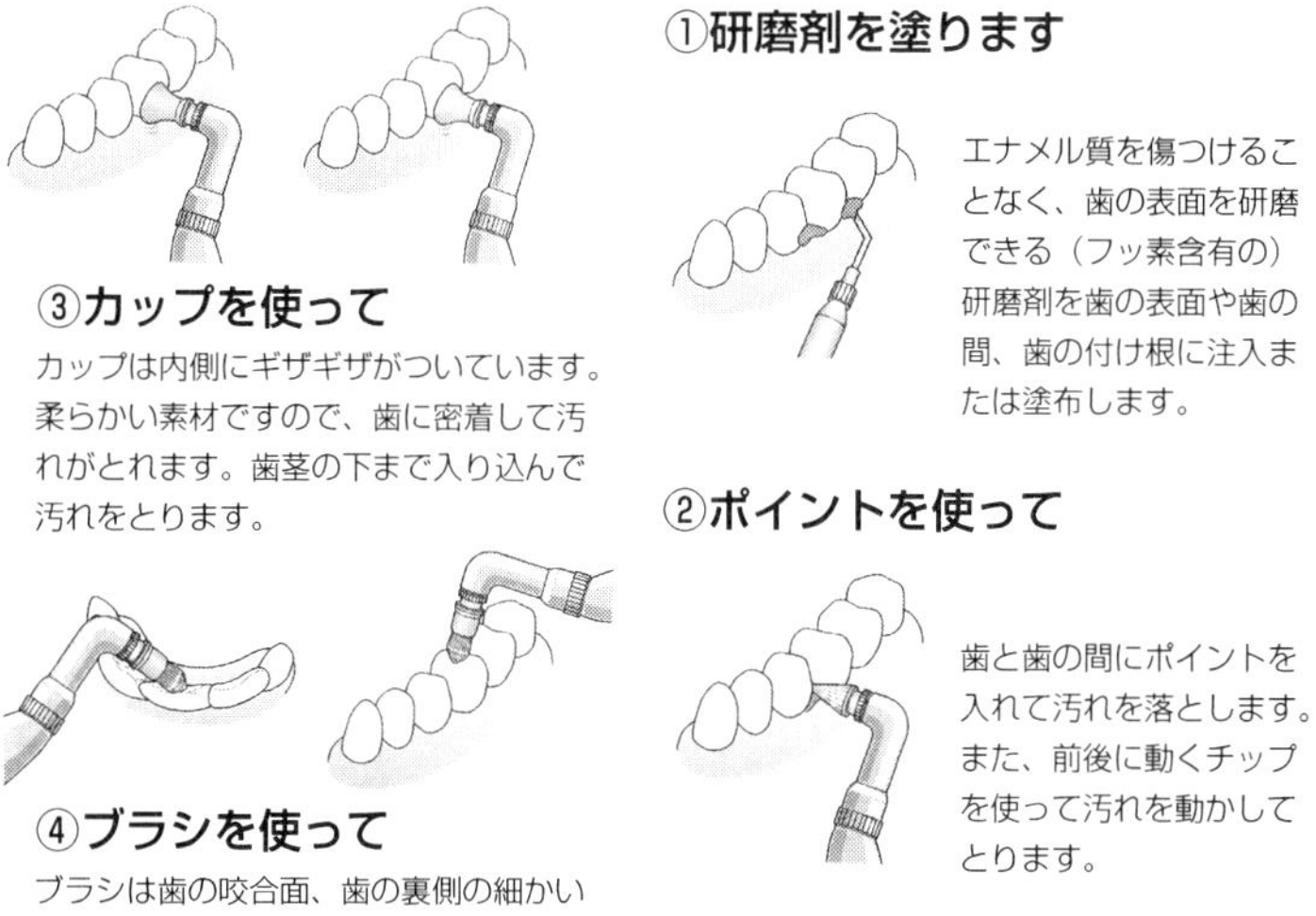
①研磨剤を塗ります
エナメル質を傷つけることなく、歯の表面を研磨できる（フッ素含有の）研磨剤を歯の表面や歯の間、歯の付け根に注入または塗布します。
②ポイントを使って
歯と歯の間にポイントを入れて汚れを落とします。また、前後に動くチップを使って汚れを動かしてとります。
③カップを使って
カップは内側にギザギザがついています。柔らかい素材ですので、歯に密着して汚れがとれます。歯茎の下まで入り込んで汚れをとります。
④ブラシを使って
ブラシは歯の咬合面、歯の裏側の細かいミゾをきれいにします。

PMTCの手順

歯を守るための究極の方法―むし歯菌・歯周病菌の除菌

口の中を自分自身での清掃、歯科医院でのプロの清掃、さらにできるだけ甘いものを食べないようにしてもむし歯や歯周病が出来やすい人がいます。こういう人にはむし歯菌のミュータンス菌や歯周病菌のp・g菌、A・a菌などをもとから断つ方法があります。

2000年に国立感染症研究所の花田信弘部長（現・鶴見大学教授）等によって開発された3DS（Dental Drug Delivery System）デンタル・ドラッグ・デリバリー・システムです。

この方法は一部の歯科医院でも行っていますが、口のなかの細菌の数を測定し、その菌を除菌することができます。

まず、口に合わせてボクシングのマウスピースのような「トレー」を作ります。そしてトレーの中に薬液を入れて装着します。こうすることにより、歯の隅々まで薬が行き渡り、除菌できるのです。

これらは歯科医師の指導のもと、訓練を受けた歯科衛生士により処置を行ないます。また家庭ではホームケアとして1日1回5~10分ブラッシングの後、トレーの中にフッ素入り歯みがき剤などを使用して行ないます。この方法で15年間むし歯の再発を防止する事がFDI（世界歯科連盟）の学会で発表され、注目を集めています。

むし歯菌、歯周病菌の除菌は究極の歯科予防法です。

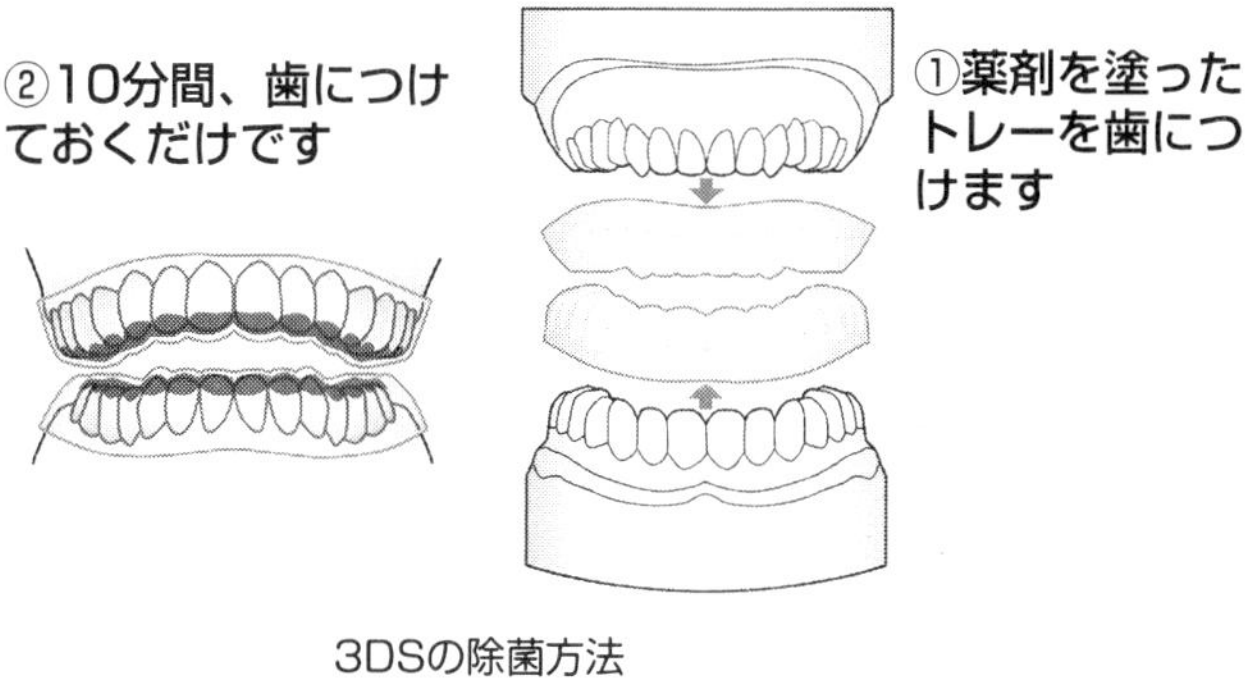
①薬剤を塗ったトレーを歯につけます
②10分間、歯につけておくだけです

3DSの除菌方法

歯科医院で共に働く人たち

診療所には多くの人が歯科治療に従事しています。歯科医師の指導のもと患者さんが最初に出会う受付の人、歯科助手、歯科衛生士、歯科技工士、歯科材料関係の人などです。

特に歯科衛生士は法律の第一条に〝歯科疾患の予防及び口腔衛生の向上を図ることを目的とする〟と記載されており、歯を守る大きな役割をしています。一般的に歯科医師よりも患者さんと接する機会が多く、歯科衛生士の方が話しやすく、また話をする機会も多いです。

仕事内容は次の通りです。

①歯科予防処置—むし歯や歯周病などを予防する為に薬物の塗布や専門的歯科

清掃（ＰＭＴＣ）歯垢の除去や簡単な詰め物など

②保健指導──自分の今の口の状態に合った歯みがきの方法や生活習慣、食生活についての相談や指導

③歯科診療補助──患者さんが快適安全に診療を受けられるように器具の滅菌、管理など

歯科衛生士の仕事は一般医の看護士と同じく、歯科医師以上に大変で重要です。かかりつけの歯科衛生士を持つことも大事になると思います。

このように歯科医療は歯科医師一人が行うのではなく多くのスタッフの努力によって支えられています。

新型コロナウイルス感染症と歯科治療

新型コロナウイルス感染症で日々患者さんの容態が報告されていますが、新型コロナで亡くなる理由（危険因子）は高齢のほかに、日本疫学会からは「敗血症」のきざしが見られるものと報告されています。

この敗血症とは、全身をめぐったウイルスや細菌が臓器に炎症をおこし機能不全に陥らせる症状のことです。敗血症の原因は、ウイルスや細菌が血液中に入り込んだ状態の「ウイルス血症」と「菌血症」で、口腔内の健康状態に大きく関係します。

具体的には、口腔内の細菌がむし歯や歯周病、インプラントの周囲から毛細血管に入って静脈から心臓や肺へ行き、そこから動脈にのって全身に拡散していきます。

新型コロナウイルス感染により、免疫力が低下した場合、これらの症状が敗血症へと悪化するので、絶対に菌を毛細血管の中に入れてはいけないのです。

そこで、良く口の中を磨き、薬液で洗口することが大切なのです。例えば歯磨きの際に歯茎からの出血を軽く考えずに、命に係わるという認識を一人ひとりが持つことが大切です。インディアナ大学等の論文では、歯磨きをきちんと行い、専門家による器械による歯科清掃を定期的に行うと菌血症になるリスクは低いというデータが発表されています。

また新型コロナウイルスの感染予防には、殺ウイルス効果のあるマウスリンス（洗口剤）やポビドンヨードを含むうがい薬、クロールヘキシジンを含むものが有効とされています。

さらに、先述の3DSは菌血症予防の方法として有効な手段のひとつです。

一方で、歯科治療時における感染を心配される声を聞きますが、ほかの社会的活動と比べてリスクは高くなく、歯科医から患者さんに感染させることはありません。感染予防と重症化予防は、患者さん一人ひとりに関わることです。

患医協同作戦

歯科医療機関だけでは歯は守れません。患者さん自身が「自分の歯は自分で守る」とまず考え、行動して下さい。

そして歯科こそかかりつけ歯科医院が必要で、痛くなってから歯科医院に駆込んでは遅いのです。毎回かかる歯科医院を持つことです。何故ならあなたのカルテ（診療記録）、レントゲン写真、口の中の記録写真、歯みがき指導の記録などさまざまな記録が残っており、これが今のあなたの治療、予防に必要な事は誰が考えてもわかります。

しかし治療内容によってはセカンドオピニオン、サードオピニオン（第2、第3の意見）も必要な事もあります。

友人の情報、近所の評判、また最近ではホームページやインターネット、マスコミなどいろんな情報が多く出ていますが、一言で言えば、自分自身で確かめる事が大切です。

医院との相性も重要で、優れた医院とわかっていても、頑なに行く気が重いというのはどうかとも思います。

また歯科医師よりも、話しやすく相談に親切に応じてくれるスタッフの存在も大事です。

そして自分の歯を守りつづける行動を医療者側、患者さん側と保ちつづけていきたいです。

あとがき

私も歯科医師となり半世紀が経過しました。その間患者様から多くの事を教えて頂いて感謝をしています。医療人の側には技術的な限界、日本の保険制度の問題などいろんな束縛がありますが、診療によっては不充分な事もあります。

しかし一言で言えば「害のないことが第一」です。実は医師であり哲学者でもある「ヒポクラテスの誓い」の言葉を思いつつ、診療にあたってきました。今回は『は・歯・ハの話』のその後の事を書き下してみました。

出版にあたり多くの歯科医の先輩先生方、20年来御指導をいただいている花田信弘先生に感謝いたします。またコラムを連載している滋賀報知新聞社の冨田正敏氏を始め、元編集長村田洵一氏、高山周治氏、サンライズ出版の岩根治美氏に原稿、編集で大変お世話になりました。

そして日々、治療に携わりながら協力してくれた井田歯科東診療所の歯科医師であり娘でもある英美子、美代子、そして野邑浩美歯科衛生士を始めとするスタッフ一同、また八日市の診療所で私と共に治療に従事したスタッフにお礼申し上げます。そして今後も「Nature is Best」という私の信条のもと治療に従事していきたく思っています。

2021年　早春

井田　亮

本書を纏めるにあたり、文献などでお世話になった先生方

片山　恒夫　先生
長倉　　功　先生
花田　信弘　先生
長谷川嘉哉　先生
下山　和弘　先生
齋藤　　博　先生
鴨井　久一　先生

■略歴

井田　亮（いだ　あきら）

1946年滋賀県八日市生まれ。歯科医師、歯学博士。1970年大阪歯科大学卒業後、名古屋市立大学医学部附属病院歯科口腔外科を経て、1978年より井田歯科東診療所勤務。1980年から東近江市立布引小学校の歯科医として、むし歯予防の指導を続けている。1982年から2013年まで朝日大学歯学部口腔解剖学非常勤講師、現在鶴見大学歯学部探索歯学講座非常勤講師、滋賀県立総合保健専門学校歯科衛生学科非常勤講師。

主な著書

『歯の学習』１～６年　1987年

『むし歯・歯周病―もう歯で悩まない』（共著）小学館　2007年

『は・歯・ハの話―医患協同で歯を守ろう』サンライズ出版　2013年

健康は歯と口から

―患者さまから教えていただいたこと―

2021年３月３日　発行

著　者　井田　亮

発　行　井田歯科東診療所
滋賀県東近江市八日市東本町9-2
〒527-0025　電話0748-23-5222

発　売　サンライズ出版株式会社
滋賀県彦根市鳥居本町655-1
〒522-0004　TEL.0749-22-0627
FAX.0749-23-7720

印刷・製本　サンライズ出版株式会社

ISBN978-4-88325-713-3